SA NÉCESSITÉ

POUR TOUTES LES ... DE TOUS LES ...

PAR

... DOCTEUR ...

PARIS

AF243300

L'ENSEIGNEMENT SUR L'HYGIÈNE

SA NÉCESSITÉ

DANS TOUTES LES ÉCOLES DE TOUS LES DEGRÉS

Par le docteur DESCIEUX

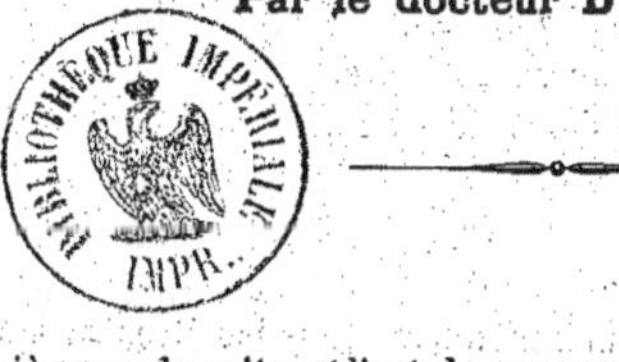

L'hygiène, on le sait, est l'art de se conserver la santé, ce bien si précieux, ce bien si apprécié de tout le monde. Faut-il le dire, pourtant ? Peu d'hommes recherchent, comme il conviendrait, les causes nombreuses qui peuvent le leur ravir. Les sages, les prudents eux-mêmes se contentent de principes généralement connus; ils y ajoutent les conseils de leur propre expérience, et vivent ainsi exposés à des maladies que sauraient prévenir les notions d'hygiène les plus élémentaires; les maladies dues à l'influence des agents extérieurs ont été, je le sais, bien diminuées. Le gouvernement a reconnu la nécessité d'améliorer la salubrité publique; et des travaux d'assainissement ont été exécutés, et la surveillance des commissions *ad hoc* s'exerce toujours, à la grande satisfaction des communes. Comme membre d'une de ces sociétés, j'ai pu apprécier moi-même les progrès accomplis sous ce rapport et par ce moyen.

Mais en dehors des maladies dues à l'insalubrité publique, il en est qui proviennent uniquement des soins inintelligents donnés à l'organisme. Accusez l'imprudence, accusez une négligence coupable, l'infraction aux lois fondamentales de l'hygiène n'en reste pas moins évidente, et le plus souvent, aux yeux des médecins, l'ignorance seule aura tout fait. Comment donc éclairer les aveugles, ou ramener ces égarés, puisque nécessairement il faut avertir les uns et les autres ? Voici :

On commencerait par enseigner ce qu'il est indispensable de savoir sur l'organisation du corps humain, sur les fonctions et les attributs de chaque organe, etc. — Qu'on ne s'effraye pas de cette étude préalable : elle peut être rendue très-simple, et mise à la portée de tous ; elle a même de l'attrait pour les esprits tout à fait ordinaires. Puis, on donnerait quelques notions sur les agents matériels, physiques et chimiques avec lesquels nous sommes en rapport ; on expliquerait enfin la composition des matières élémentaires et des boissons, leur action sur notre économie, la composition de l'air, l'influence de la température, etc., etc.

Cette partie, pour ainsi dire matérielle, de l'hygiène est d'une grande utilité et, je le répète, trouve partout un accès facile.

Vient ensuite la partie morale : Il s'agit alors de montrer que la plus grande partie des maladies dont est affligée l'espèce humaine a pour cause des infractions aux lois premières de la morale. Quant à celles qui naissent des causes physiques ou chimiques et agissent sur la partie purement matérielle de nous-mêmes, elles nous sont communes avec tous les êtres organisés. Si donc nous sommes exposés à un nombre plus considérable de maladies, à des maladies particulières à notre espèce, nous devons ce triste privilége à l'influence de l'ange sur la bête, comme dirait Pascal, quand cette influence est pervertie par une mauvaise direction.

Cette partie de l'hygiène, de beaucoup la plus importante, est manifestement la plus difficile à faire comprendre et à faire accepter. Que les agents extérieurs influent sur les parties matérielles, rien n'est plus frappant, et le témoignage des sens est là au besoin pour l'attester. Mais que l'esprit ait une action réelle sur le corps, voilà un principe que la voix des sens ne vient point affirmer, voilà une vérité qui ne sera jamais franchement comprise, acceptée, si la raison n'est pas éclairée et si l'on ne s'entend pas sur les bases de la morale. Il y a même dissidence, au sujet de l'application de ces lois mêmes, parmi ceux qui ne nient pas d'une manière absolue l'influence du moral sur le physique, et l'on ne s'entend point sur les moyens de prévenir le désordre. L'hygiéniste, dans cette partie de son enseignement, doit donc donner à ses auditeurs ou à ses lecteurs des principes de morale solides, incontestables ; il doit tenir compte de la classe de la société à laquelle il s'adresse, ne point oublier ses occupations ordinaires, son degré d'instruction, en un mot sa position sociale et l'atmosphère sociale dans laquelle il vit, car cette atmosphère a souvent sur notre économie plus d'influence que le climat.

Ces préliminaires une fois posés, l'hygiéniste déroulera le triste tableau de toutes les maladies dont les mauvaises passions sont la source, lesquelles se multiplient de nos jours avec une effrayante fécondité. C'est l'unique moyen d'expliquer ce malaise dont la société est travaillée, cet état permanent de trouble dans lequel elle gémit. Tout observateur attentif est à même de constater ces faits, mais les médecins peuvent seuls affirmer que ces fréquentes maladies qui affectent le système nerveux n'ont pas d'autre cause. Ainsi se trouvera justifiée l'importance que nous attachons à cette partie morale de l'hygiène.

Mais si l'on convient que cette science est appelée à rendre des services à tout le monde, si l'on regarde comme utile et nécessaire de lui donner un plus grand développement, il y a lieu maintenant de prouver que cette instruction peut être donnée à chacun dans la mesure de ses besoins, et mise à la portée de toutes les intelligences.

Depuis longtemps on a essayé de populariser l'hygiène. Des ouvrages ont été publiés en grand nombre, adressés à différentes classes de la société, aux ouvriers, aux hommes de lettres, aux marins, aux femmes, aux vieillards, et ils ont pu rendre des services; mais ont-ils popularisé l'hygiène ? Non, car ils ne sont lus que par un petit nombre, par ceux-là seuls qui prennent certain soin de leur santé, et partant en avaient peut-être moins besoin. Ils n'arrivent pas à tous ceux qui ont besoin de savoir l'hygiène, c'est-à-dire à tout le monde. Or, médecin de l'Institut agronomique de Grignon, j'ai, en 1836, proposé de faire un cours d'hygiène aux élèves : c'était la première fois que cette science était professée ailleurs que dans les écoles de médecine. Comme toute innovation, cette idée rencontra bien des contradicteurs. Autorisé seulement à titre d'essai, j'obtins un résultat si satisfaisant, si utile pour les élèves, que M. le Ministre de l'Agriculture me nomma professeur titulaire, et le cours eut lieu jusqu'en 1849, époque à laquelle l'Institut agronomique devint École régionale. Par ce fait, il a été établi que l'on peut tirer de la science si vaste, si étendue de l'hygiène des instructions accessibles au peuple même de nos campagnes. A mes yeux, ce problème était résolu. Pour lui donner plus de développement, j'ai pu, après deux tentatives infructueuses, rédiger des leçons d'hygiène à l'usage des élèves des écoles primaires. Ce livre, autorisé par le Ministre de l'Instruction publique, est en usage dans un certain nombre d'écoles, comme le prouve l'épuisement rapide de plusieurs éditions. Dans le but de continuer mon œuvre, de l'agrandir, j'ai publié des entretiens d'hygiène à l'usage des gens de la campagne. Je pensai que ce livre serait principalement utile aux hommes qui auraient reçu à l'école primaire quelques notions d'hygiène. Cet ouvrage également adopté par M. le Ministre de l'Instruction publique fait partie des bibliothèques communales ; il est très-répandu. Ainsi pénètrent dans les masses de nombreux principes hygiéniques. Encouragé par ces résultats, j'ai publié, il y a deux ans, un Manuel d'hygiène à l'usage des élèves des lycées, colléges, séminaires, etc. Cet ouvrage a été, lui aussi, accepté par M. le Ministre de l'Instruction publique pour les écoles secondaires spéciales. Dès lors, je demandai qu'on enseignât l'hygiène dans toutes les écoles ; cet enseignement était aussi recommandé par la presse médicale et surtout par M. Toussagrive, le savant professeur de Montpellier, auteur de nombreux ouvrages d'hygiène scientifiques et populaires. L'autorité supérieure à laquelle je me suis adressé pour obtenir le droit de faire ce cours à l'École Normale supérieure et au Lycée de Versailles, tout en ne contestant pas l'utilité de l'instruction de l'hygiène, m'a refusé, alléguant pour raison le complément du programme et la multiplicité déjà très-considérable des cours. Cette opposition provenait sans doute de ce que les services que pouvait rendre l'enseignement hygiénique n'étaient pas assez appréciés. Probablement aussi, craignait-on qu'il ne pût être donné en nombre de leçons assez restreint pour ne pas entraver la marche des autres études. Peut-être aussi mes assertions, sous ce double rapport, pouvaient paraître suspectes, à cause de l'intérêt que je prends à la vulgarisation de l'hygiène.

J'ai profité de l'autorisation qui m'a été gracieusement accordée d'entretenir sur ce sujet les élèves des classes supérieures du petit Séminaire de Versailles. Là, j'ai pu, en restant dans les limites de l'indispensable, sans omettre l'utile, faire un cours en 12 leçons. L'hygiène des fonctions organiques et animales a été précédée de quelques notions d'anatomie et de physiologie, à l'aide de l'appareil du docteur Auzoud. Le fait existe, il peut être attesté par M. le supérieur et MM. les professeurs de cette maison ; la conclusion est facile à tirer. On peut en 12 leçons d'une heure, en 12 heures, prises dans les études de toute l'année, donner une instruction hygiénique suffisante. Et même l'on ne saurait nier l'attrait de cet enseignement, car mon cours, entièrement facultatif, était de plus pris sur la récréation; et cependant les élèves s'y rendaient avec un empressement qui ne s'est pas démenti. J'entre dans tous ces détails pour bien établir que des leçons d'hygiène seraient favorablement accueillies dans toutes les écoles de tous les degrés.

Grâce à cette expérience de trente années, il m'est donc permis de croire et d'affirmer, que non-seulement l'enseignement de l'hygiène est utile, mais qu'il peut être donné sans compromettre en rien les autres parties du programme universitaire.

Je ne vois donc plus d'objection sérieuse à opposer à la demande faite par les médecins, que l'hygiène entre dans le cadre des études et devienne même obligatoire. Le jour où cette décision sera prise, un grand pas aura été fait, un grand acte accompli, et la société en tirera les plus précieux avantages. Je vais essayer de les signaler en quelques mots.

Au point de vue de la santé, il est de toute évidence qu'elle aurait plus de chance d'être conservée, si chacun connaissait les besoins de son corps, si chacun leur donnait une satisfaction convenable, en évitant les excès et les privations qui peuvent être nuisibles. Les conseils de l'autorité touchant la salubrité publique seraient mieux compris et acceptés, la portée de l'hygiène matérielle mieux connue, tout ce qui a rapport à la nourriture, aux habitations, aux vêtements, aux soins du corps, serait fait avec intelligence, et par conséquent un certain nombre d'infirmités et de maladies seraient prévenues.

L'influence de la partie morale de l'hygiène aurait une plus grande portée. La bonne direction donnée aux facultés morales, l'observation des préceptes moraux recommandée dans l'intérêt de la santé individuelle, contribueraient non-seulement au bien-être de celui qui s'y soumettrait, mais elles viendraient en aide à la société, sans cesse troublée par les vices, conséquence de l'immoralité. Force lui est en effet de se défendre contre eux : quand ils prennent le caractère de crimes ; quand, arrivés à un certain degré de développement trop commun de nos jours, ils viennent, ils engendrent la misère, l'abrutissement moral, souvent même la démence ; quand les familles désolées ne peuvent plus les soutenir, les garder dans leur foyer, ces victimes d'une passion brutale, alors l'administration est obligée de venir à leur secours. Hélas ! qui ne sait le reste?.... Combien de malheurs domestiques souvent dissimulés sont dus à l'immoralité?.... Or, vous demandez un remède à ces maux ; l'hygiène se présente, acceptez-la ; de concert avec la religion, elle concourra à améliorer la moralité publique ; sous son influence, le nombre des maladies diminuera ; dans une proportion égale, le nombre des criminels sera moins considérable, la société sera soulagée, ses charges seront moins pesantes.

L'hygiène viendrait ainsi en aide à la morale religieuse et philosophique, enseignée dans toutes les écoles, au point de vue du salut de l'âme et de la paix publique.

Est-il besoin de dire que les passions politiques qui agitent notre France et presque le monde entier sont suscitées par des passions que l'hygiène condamne, comme causes de nombreuses maladies? Ce fait sur lequel l'attention publique n'a jamais été suffisamment attirée est bien connu des médecins : il a été signalé par l'illustre Bichat, lors de la révolution de 93. J'ai rapporté ses profondes paroles dans un de mes ouvrages.

Ajouterai-je que l'enseignement hygiénique semble plus nécessaire que jamais à notre époque, par suite du développement immense de l'industrie et du commerce. Si les rapports plus multipliés des hommes entre eux, si l'accroissement de la richesse publique permettent en effet de donner aujourd'hui satisfaction entière aux besoins naturels, ils créent pour les mœurs et pour la société un nouveau danger : celui d'obéir à des besoins factices, qui engendrent des maladies cruelles. S'ensuit-il que le progrès est par lui-même une source de maux, et qu'il mérite ainsi toute notre réprobation? Non, mille fois non ; mais en facilitant le bien-être, il laisse un champ plus libre à notre mauvaise nature, et peut devenir par conséquent l'occasion innocente d'aberrations coupables. Or, l'hygiéniste a la mission de préserver de ces chutes ; il doit nous apprendre à profiter, à jouir même, dans les limites raisonnables, sans compromettre notre santé, de tous les avantages que nous devons au progrès. Aussi son enseignement devrait-il s'étendre, grandir à mesure que les découvertes de la science, élargissant l'horizon social, mettront à la portée de chacun plus d'éléments, d'activité.

L'hygiéniste fait plus encore : il nous apprend à jouir de nous-mêmes.

Et que d'hommes, remarquables par leurs talents, leur savoir, leur génie même, auraient besoin de ses conseils ! Chaque année n'emporte-t-elle pas une de ces victimes prématurées de la science, que l'excès d'un travail mal réglé, le mépris ou l'ignorance des plus simples principes propres à leur conserver la santé, ont couché dans la tombe. Chez eux, la lame, comme on dit vulgairement, a usé le fourreau. Quelque grand et noble que soit le mobile de ces hommes d'élite, n'est-il pas déplorable de les voir succomber prématurément victimes d'un travail mal réglé, après s'être fait connaître par des travaux qui déjà les avaient illustrés, ce dont on pouvait encore attendre ? C'est une perte réelle pour l'humanité, puisque avec eux s'éteint la lumière qui pouvait l'éclairer. A ce point de vue, ces hommes ont manqué à leur mission. Donc, on peut dire que l'hygiène est utile à tous, aussi bien aux hommes supérieurs qu'aux masses.

On le voit, tout se tient, tout s'enchaîne ; ce qui est nuisible à la santé individuelle devient fatal à la santé ; il en est ainsi, parce que la plupart des vices qui ne sont que des passions désordonnées, sont également une cause de perturbation dans le corps social. Il devrait y avoir une entente parfaite entre les médecins et les ministres de la religion, les économistes et les hommes d'État. Tous leurs efforts devraient tendre au même but : moraliser les individus pour donner à la société le calme et partant le bonheur. Alors, alors seulement, la société pourra jouir des libertés réclamées prématurément par des hommes qui ont de bonnes intentions, mais qui ne voient pas le mal, ou en ignorent les causes et le remède efficace.

Je finis, en demandant qu'il soit permis aux médecins hygiénistes de faire parvenir à tous l'instruction hygiénique nécessaire, en réclamant que cette instruction, pour être efficace, soit donnée d'abord aux enfants dans toutes les écoles. Plus tard, quand ils apprécieront l'utilité de cette étude, ils y trouveront de nouveaux attraits, ils augmenteront leur science par la lecture d'ouvrages d'hygiène destinés à chaque classe de la société; et les bienfaits de cet enseignement se feront certainement sentir. Sans doute ces résultats heureux ne seront pas immédiats ; mais n'est-il pas doux de penser que les générations futures en profiteront.

Paris.— Impr. Paul Dupont, rue Jean-Jacques-Rousseau, 41 — 5136.8.9

www.ingramcontent.com/pod-product-compliance
Lightning Source LLC
Chambersburg PA
CBHW061559050726
47595CB00009B/3889